AF377271

MÉTHODE NOUVELLE,

Pour arrêter une Hémorragie uterine après l'Accouchement, occasionnée par l'inertie de la matrice, avec diverses observations pratiques, ainsi que la description et gravure d'un Tourniquet nouveau, propre à comprimer l'artère axillaire à son origine.

Par M. Ant. D. ROUGET,

Docteur en Médecine de l'École de Paris, ancien Officier de Santé de première Classe des Armées françaises, Membre de l'Académie Royale de Médecine de Madrid, de la Société de Médecine de Toulouse et de Bruxelles.

Qui pour l'humanité, ne sait que discourir,
Doit céder à celui qui parvient à guérir.

SYDEHAM.

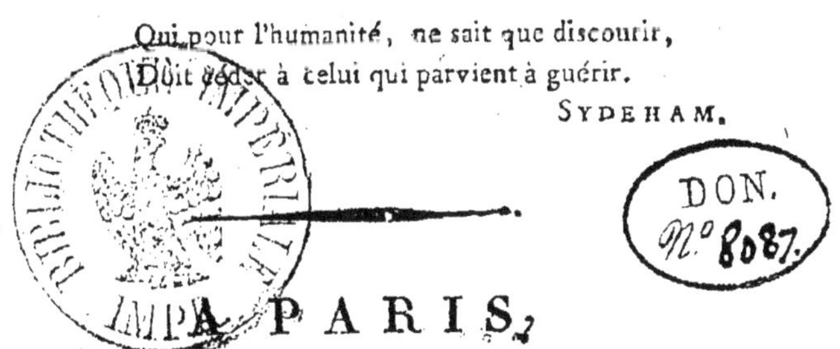

PARIS,

Chez ALLUT, Imp.-Libraire, Propriétaire du Journal de l'Encyclopédie Médicale, et des ouvrages de Brown, rue de l'École-de-Médecine, n. 6.

1807.

A

SON EXCELLENCE

MONSEIGNEUR LE MARÉCHAL

AUGERAU,

Monseigneur,

Il y aurait sans doute de ma part une témérité bien condamnable à mettre ces Observations sous votre protection, si je n'étais persuadé d'avance que vous daignerez leur accorder quelque interêt en faveur des motifs qui m'ont déterminé à les publier. En effet, parler à V. E. des soldats français, c'est appeler toute votre attention vers ce qui peut leur être utile, en même tems que votre nom rappelle à leur esprit l'un des héros qui de nos jours honora le plus l'humanité. La trompette de la Renommée a publié vos exploits à l'armée des Pyrénées orientales. La postérité n'oubliera point quelle vaillance et quels talens vous développâtes à St.-Laurent de la *Muga*, devant *Bellegarde, Figuères*, où vous emportâtes des redoutes qui semblaient imprenables, ni toutes ces savantes actions qui amenèrent la paix avec l'Espagne; et l'histoire, en s'emparant de votre nom, comme elle s'est emparée de ceux des héros de l'antiquité, y joindra tous les lauriers que vous avez cueillis depuis dans les champs de l'Allemagne et de l'Italie.

Témoin de vos grandes actions à l'armée des Pyrénées Orientales, j'ai vu avec toute l'armée le grand capitaine; mais ce que tous n'ont pas eu le bonheur de voir aussi souvent que moi, c'est le guerrier humain, sensible et généreux.

C'est à ces titres, Monseigneur, que j'ose vous adresser ce faible ouvrage, qui par cela même qu'il peut être de quelque utilité aux soldats français, obtiendra surement votre approbation.

Daignez, Monseigneur, applaudir à mon zèle et agréer les sentimens respectueux avec lesquels j'ai l'honneur d'être,

Monseigneur,

de votre Excellence

Le très-humble et très-

obéissant serviteur,

ROUGET.

MÉTHODE NOUVELLE,

Pour arrêter une hémorragie utérine, occasionnée par une inertie complète de la matrice, après l'accouchement à terme.

AVANT d'indiquer les moyens que je donne pour arrêter cette hémorragie, je vais rappeler ce que c'est que l'inertie de la matrice, les signes qui la font reconnaître, les causes qui la déterminent, et les moyens que je mis en usage avec le plus grand succès l'an 1789, après avoir inutilement employé, tous les remèdes connus jusqu'alors.

L'inertie de la matrice est le défaut de moyens qui lui sont nécessaires pour se contracter et pour resserrer les vaisseaux béans où se trouvait adapté le placenta. Dans cet état de flaccidité, les vaisseaux donnent une grande quantité de sang.

On acquiert la certitude que la matrice a perdu l'énergie nécessaire pour remplir sa fonction naturelle après l'accouchement, lorsqu'on voit sortir une grande quantité de sang de la vulve; qu'en mettant une main sur la région hypogastrique, on ne trouve pas, dans cette région, une tumeur ovoïde, qui annonce la contraction de la matrice; et qu'en insinuant une main dans sa cavité, on trouve ses parois affaissées; on est sûr alors de son inertie. Il y a deux causes principales de l'atonie de la matrice; savoir, l'extension trop forte des fibres de ce viscère, et l'épuisement de la femme, déterminé de plusieurs manières.

Les hémorragies occasionnées par l'atonie de l'utérus, étaient regardées, avant cette méthode, comme très-dangereuses: le moyen que je propose, a retiré des bras de la mort une femme qui était affectée de cette maladie.

Les choses propres que j'ai imaginées pour arrêter ces hémorragies, sont d'avoir une vessie de cochon, ou à son défaut, un ballon de peau de chamois, lequel, en le soufflant, puisse remplir la cavité de la matrice, aidé par un bandage de corps appliqué convenablement. Cet appareil suspend l'hémorragie et donne le tems d'obvier aux causes de la perte de sang. Je vais détailler ce que je fis dans un cas d'inertie de matrice.

L'an 1789, je fus appelé pour une femme en couche dans le f⁰. St.-Cyprien à Toulouse; laquelle finisait d'accoucher au moment que j'entrais chez elle; je la visitai : y ayant reconnu l'atonie de la matrice, je mis aussitôt en usage les moyens indiqués par les plus grands maîtres de l'art ; commençant par les plus doux, et par degrés venant aux plus énergiques sans perdre une seconde, tels que l'agacement léger du museau de tanche : l'intérieur de cet organe avec le dos de ma main ; les frictions en même tems sur le bas-ventre ; l'oxicrat appliqué, injecté intérieurement; la glace même. Voyant que je ne pouvais l'arrêter, je mis en usage le moyen que j'ai indiqué , et que j'avais imaginé un an auparavant. J'introduisis la vessie flasque dans la matrice , nantie d'un chalumeau (qu'on pourrait faire de gomme élastique) qui me servit à souffler l'air nécessaire pour la remplir; lorsqu'elle le fut, je bouchai le chalumeau, appliquai un bandage de corps, qui, de concert avec les parties environnantes, pressa la matrice, qui se trouva par ce moyen entre deux puissances, l'une intérieure , et l'autre extérieure, ce qui produisit la suspension du sang.

Cette inertie occasionnée par une perte de sang, pendant l'accouchement, avait épuisé la femme. Alors je m'occupai avec empressement de réparer les forces qu'elle avait diminuées, en lui fesant prendre de bons consommés de deux en deux heures, pour produire, aussi vîte que possible, du nouveau sang, qui pût aller nourrir et relever les forces de la machine. Je crus que ce moment favorable était arrivé, lorsque la femme remuait très-bien les autres parties du corps. Le pouls, la figure, enfin tout l'ensemble annonçait assez de vigueur, et je me dis : la matrice étant dépendante du corps, doit aussi avoir acquis le ton nécessaire pour remplir sa fonction.

Je supposai, pour lors, la femme, avec une fausse grossesse, et j'imitai, autant qu'il fut en mon pouvoir, l'accouchement naturel ; je commençai à laisser sortir un peu d'air de la vessie, je sollicitai par des frictions sur le bas-ventre et l'agacement léger du museau de tanche, les contractions de la matrice ; ce qui s'effectua par de petites douleurs. Je laissai aller par graduation, l'air de la vessie, et lorsque je sentis à la region hypogastrique, cette tumeur ovoïde dont nous avons parlé, je sortis entièrement la vessie, comme l'on fait du placenta ; la matrice se contracta entièrement et l'hémorragie ne donna plus.

Lorsque l'inertie est occasionnée par l'extension trop forte des fibres de la matrice, comme il arrive quelquefois à la suite des grossesses des jumeaux, ou dans un travail pénible de l'accouchement, on se sert, pour suspendre le sang, des mêmes moyens indi-

(9)

qués dans l'observation précédente : on attend
quelque tems que la matrice délassée re-
prenne son ton naturel, comme le font les
autres muscles en pareils cas.

Si l'on craignait que l'air en stagnation se
raréfiât et n'irritât trop la matrice, on pourrait joindre à l'extremité extérieure du chalumeau, une autre vessie remplie d'air con-
densé, qui communiquant avec celui de la
vessie introduite, le tiendrait au degré que
l'on desirerait : on pourrait aussi laisser sortir un peu d'air de tems en tems, ou mieux
encore, laisser un intervalle de deux lignes
entre les parois de la matrice et la vessie, et
tamponner le vagin.

PROPOSITION.

Ne serait-il pas mieux de mettre en usage
la méthode que je viens d'indiquer, lorsqu'il
y a inertie de l'utérus, que de recourir à
l'application du vinaigre, ou de la glace qui,
en arrêtant l'hémorragie, suspendent ordi-
nairement les lochies et font naître d'autres
accidens presque aussi graves, ce que ne
fait pas le moyen qui m'a si bien réussi ?

OBSERVATION

Sur des ulcères gangréneux survenus après des antrax.

Duna Bazilisca Gaulier, âgée de 44 ans, habitante de Madrid, me fit appeler l'an 1803, au commencement du printems, pour me consulter sur des ulcères qu'elle avait au tronc et aux extrémités, survenus à la suite d'antrax, joints à un état de faiblesse que je vais faire connaître.

Cette maladie avait commencé, il y avait alors deux ans, par des furoncles qui venaient un à un, deux à deux ou deux à trois, se présentaient tantôt au tronc, tantôt aux extrémités. Avant de me consulter, cette dame avait demandé du secours à plusieurs personnes distinguées dans l'art de guérir en cette capitale, notamment M. Naira et M. *Don Josep* Severalopes. Ces deux derniers, professeurs de clinique du collége St.-Charles de Madrid, lui prescrivirent les remèdes qui leur parurent les plus convenables, mais sans aucun succès : la maladie fesait toujours des progrès, et l'état où je trouvai la malade, était celui-ci. Prostration de forces en général; l'action musculaire très-affaiblie, car à peine se pouvait-elle tenir debout; l'action du cerveau singulièrement diminuée, ce qui se fesait connaître par la diminution très-sensible de tous les sens, etc. Point d'appétit; l'estomac digérait mal; elle avait des palpitations de cœur; le pouls était pauvre; elle avaît fréquemment des syncopes qui l'alarmaient beaucoup; le sommeil n'était point naturel; c'était comme dans un état comateux; elle avait ses règles, quoique imparfaitement; le corps s'amaigrissait tous les jours; elle avait trois ulcères gangréneux, l'un situé à la face externe de la cuisse droite, le second à la fesse gauche, et le troisième au creux du jarret. Celui-ci était accompagné de duretés et sinuosités qui se dirigeaient près l'artère poplitée et vers les ligamens de l'articulation voisine. Après avoir examiné l'état de cette femme, je la crus dans un imminent danger, surtout ayant été traitée par des personnes reconnues habiles, et la malade se trouvant dans l'âge critique; néanmoins je voulus essayer quelques remèdes qui eurent un succès complet.

Ayant reconnu, par les phénomènes qui s'étaient passés en cette femme, que le principe vital était extrêmement affaibli (ce qu'on pouvait d'autant mieux apprécier, qu'elle était venue par degrés à cet état), je me déterminai à lui faire adopter un plan de guérison tonique, antiseptique et analeptique, tel que je le vais décrire dans ses principales choses. Je lui prescrivis le quinquina trois fois par jour, en variant les doses et ses préparations, joint à l'opium, matin et soir, à la dose accoutumée ; elle prit en même tems les bouillons de viande de vipère, avec les plantes anti-scorbutiques et dépuratoires soir et matin ; pour tisane, l'eau acidulée avec les acides végétaux, et sur la fin de la guérison, avec l'acide sulfurique. Les alimens étaient de viandes blanches et d'animaux volatils les plus succulens, joints aux végétaux de la meilleure qualité ; du pain le mieux fait et le meilleur ; le vin du pays le plus exquis, jusqu'à la gaîté. Ces remèdes étaient variés à propos pour leur dose, leur préparation, en y joignant, quand je le crus convenable, ceux de leur classe, pour faire toujours également impression avec assez d'activité, pour mener d'un pas égal à la cure, en ayant reconnu leur effet salutaire contre le mal.

J'observai avec grande satisfaction, quelques jours après l'administration de ce plan, que madame Gautier allait mieux. Voici ce qui se passa de plus remarquable, dès le moment que le bien se fit sentir. Ces syncopes qui lui donnaient tant de peine, disparurent.

L'action musculaire se fit un peu mieux ;
l'appétit revenait en même tems que les forces
digestives ; la sensibilité fut plus naturelle ;
le pouls se developpa ; la chaleur des extrémités inférieures revint avec toutes les autres
forces ; peu-à-peu enfin le sommeil devint
naturel : dès ce moment tout reprit rapide-
ment de l'activité, jusqu'à parfaite guérison.
Quant aux ulcères, la suppuration devint
meilleure à proportion que les forces re-
venaient et que les fonctions se fesaient mieux.
Celui de la cuisse fut cicatrisé au bout de
trois semaines, celui de la fesse dans cinq,
et l'autre au bout de six, mais imparfaitement.
Ce dernier ne se cicatrisant qu'au bord, m'in-
diquait qu'il fallait prévenir le séjour des
matières dans le fond du sinus, pour com-
pléter la guérison, ce que je fis par le moyen
d'une compression bien faite, jointe à une
bonne situation ; j'obtins complètement la
guérison au bout de deux mois et demi, ce
qui n'avait pu se réaliser auparavant de faire
prendre les remèdes intérieurs. Il ne resta à
la jambe qu'une difficulté de l'étendre, ce
qui disparut bientôt par les mouvemens de
flexion et d'extension que je fis faire. Cette
dame jouissait d'une très-bonne santé, l'an
1805, en septembre, lorsque je m'éloignai
de Madrid.

OBSERVATION

Sur une fracture de la jambe, à la suite d'un coup de biscayen qui avait emporté presque le tiers inférieur du Tibia et du Péroné, guérie sans amputation.

Je crois qu'il y a plus de gloire et de satis-faction à guérir en évitant une opération et des douleurs aux malades, que de s'attirer des applaudissemens par la dextérité à l'application des principes de leur manuel. Je trouvai l'occasion de développer ce principe qui m'est si agréable, me trouvant officier de santé de première classe, à l'armée des Pyrenées Orientales.

L'an deux de la république française, étant de service à l'hôpital militaire St.-Claire à Perpignan, il se présenta un prisonnier Espagnol le 24 floréal, qui se nommait Pierre Carrascal, âgé de 28 ans, d'une bonne constitution, avec une fracture des deux os de la jambe, à un pouce au-dessus des malléoles, par suite d'un coup de feu qu'il avait reçu

trois jours auparavant, et qui avait presque
emporté le tiers du tube du tibia du péroné ,
ainsi que les parties molles qui recouvraient
antérieurement ces os, compliquée d'un gonflement inflammatoire à la partie supérieure
de la fracture, et d'un gonflement pâteux à
la partie inférieure avec des phlictènes. La
plaie était gangréneuse, la suppuration qui en
émanaït était fétide, de mauvaise couleur;
la fièvre. J'attribuais ces derniers accidens à
la nature de la plaie , d'autant plus qu'on
n'avait rien fait au malade qu'appliquer de
la charpie sur sa blessure , et un bandage
contentif. Malgré le mauvais état de ce malade, je formai le projet d'éviter l'amputation
que j'aurais faite au moment de la blessure ,
comme le conseille M. Le Comte dans un de
ses Mémoires sur les plaies d'armes à feu, qui
fut couronné l'année 1754 , par l'Académie
royale de Chirurgie de Paris. Voici de la manière que je me comportai pour sauver la
jambe à cet homme ; j'eus un interprète pour
me faire comprendre du malade , pour le
consoler, et tâcher par-là de gagner sa confiance , qui aide si particulièrement au succès. Je le plaçai dans un lit convenable pour
son état , je découvris de nouveau sa plaie,
à laquelle je fis les incisions nécessaires pour
me faciliter l'extraction de quelques portions

d'os dénuées du perioste, après quoi je lavai
la plaie avec la décoction de quina, aiguisée
avec le sel ammoniac, l'eau-de-vie camphrée;
la plaie fut recouverte avec un plumaceau
chargé du stirax, par-dessus duquel on mit
la poudre de quina , l'engorgement inflammatoire fut recouvert avec un cataplasme
émollient; et le patêux, ainsi que la plaie, fut
enveloppé avec des compresses imbibées de
la décoction citée ; le tout soutenu par un
bandage approprié;on mouilla avec la même
décoction le bandage de tems en tems. Le
soir on fit une petite saignée au malade; on
lui donna un lavement, un grain d'opium
pour la nuit, du bouillon de quatre en quatre
heures avec du vin, limonade pour boisson.
Au pansement du lendemain matin,cinquième
jour de sa blessure, je trouvai beaucoup de
calme dans le pouls, la plaie sentait moins
mauvais, le gonflement inflammatoire moins
intense, le pâteux un peu résous, les phlictènes affaissés et n'en étant pas survenu
d'autres ; même pansement, même prescrip-
tion. Le sixième jour de sa blessure, et le
troisième jour de son entrée à l'hôpital , les
phlictènes avaient disparu en grande partie
avec l'empâtement; la plaie devenait aussi
de meilleure couleur ainsi que la suppuration,
l'engorgement inflammatoire ne put se ré-

soudre

soudre et m'annonça un abcès ; même pansement, même régime : le septième, le dépôt
étant mûr, je l'ouvris, le pansai avec du di-
gestif simple : pour le reste, même pansement que les précédens, le huitième jour
ayant trouvé le malade très-tranquille, la
plaie vermeille, il prit une soupe et un peu
de vin. Le neuvième jour, suppression du
cataplasme du stirax, ainsi que de la décoction mentionnée, l'engorgement pâteux se
trouvant résous ; pour les alimens, deux
soupes et un peu plus de vin que les autres
jours. Le dixième jour, j'ajoutai un régime,
seulement une côtelette et un peu de pain. Le
onzieme, tout allait de mieux en mieux ; même
pansement, même régime. Le douzième le
bien se continuait, je lui donnai pour alimens le quart et la demi-vin, je fis appliquer
sur les extremités des os fractürés, la charpie
mouillée avec la décoction de guimauve, pour
faciliter l'exfoliation. Le quinzieme , je lui
donnai la demie pour aliment et les 3 quarts
vin ; l'exfoliation se fit peu à peu et sans accident, il ne survint qu'un petit dépôt vers le
vingtième jour, qui fut ouvert ; la guérison
suivit sa marche ; au trentième tout allait bien :
je lui donnai pour ses alimens, les trois
quarts et la portion vin. Enfin vers le 60eme.
l'exfoliation fut complète, et le 70eme. jour

de sa blessure, sa plaie fut cicatrisée, il ne resta à ce malade qu'une difficulté d'étendre les orteils, par la déperdition des substances des muscles propres à cette fonction vis-à-vis la fracture, à laquelle difficulté on remedia par le moyen d'un bandage en manière d'étrier, qui facilita la marche. Je fis voir ce malade après sa guérison, à MM. Adoux, Larrey cadet, La Faye, officiers de santé de première classe, en exercice dans le même hôpital. Ces messieurs m'ont dit depuis, que cet exemple les détermina dans plusieurs cas approchans, d'éviter l'opération, ce que j'ai fait encore moi-même, et que je n'aurais point fait sans cet heureux hazard.

~~~~~~~~~~~~~~~~~~~~~~~~~~~~~~~~

OBSERVATION

Sur l'emploi de l'opium dans une gangrène survenue après la fracture complète et compliquée du fémur.

L'an premier de la république française, me trouvant de service comme officier de santé de première classe à Couliouvre où nous étions cernés par terre et par mer : après une vigoureuse attaque par terre, l'ennemi tenta l'assaut d'une éminence , et fut repoussé avec grande perte ; il laissa grand nombre de blessés sur le champ de bataille, la plupart très-fracassés : on s'était battu presque corps à corps.

Le nommé Jean Martinès de la Bega , grenadier espagnol, fut porté à l'hôpital avec la cuisse droite fracturée , ou plutôt moulue en plusieurs endroits. Après avoir incisé l'aponévrose *fascialata*, agrandi les ouvertures des plaies pour extraire les corps étrangers, tels que balles, portions de vêtemens, esquilles d'os , j'appliquai sur les plaies de la charpie , et bassinai toute la cuisse avec
~~~~~~~~~~~~~~~~~~~~~~~~~~~~~~~~

l'oxicrat aiguisé de sel marin ; les compresses et bandages en furent aussi imbibés : ce moyen, qui réussit si bien en général dans les plaies contuses, n'empêcha pas de survenir le gonflement pâteux presque indolent, ce qui me prouva l'atonie des vaisseaux de la cuisse. La gangrène se déclara malgré l'emploi des toniques connus, tant intérieure_ment qu'à l'extérieur. Le quina en substance et en décoction pour l'extérieur, joint au scordium, le sel ammoniac, l'eau-de-vie camphrée ; le bon vin avec le quina intérieurement, tous ces moyens furent inutilement employés ; l'état du malade devenait désespéré, la mort paraissait certaine ; alors, croyant reconnaître l'analogie dans l'état de ce malade, avec la gangrène sèche décrite par le célèbre Poôt, chirurgien anglais, où il administrait l'opium avec succès, j'administrai ce médicament, en le donnant d'abord à la dose d'un demi-grain chaque deux heures, au bout de douze heures les progrès de la gangrène semblèrent s'arrêter, je donnai alors un grain toutes les trois heures. Le lendemain, c'est-à-dire 35 heures après l'administration de l'opium, le mieux fut très sensible. J'augmentai alors la dose jusqu'à un grain et demi toutes les quatre heures ; le deuxième jour de cette méthode, le malade était infiniment mieux, la suppuration devint meilleure. Je continuai le même traitement jusqu'à ce que la gangrène eût cédé ; alors je diminuai la dose par graduation, comme je l'avais augmentée, et le douzième jour, la suppuration étant bonne, je ne donnai l'opium que la nuit. Je donnai avec grande précaution des alimens et par graduation ; seulement, pour restaurer le malade, j'augmentai la dose du vin, le malade fut mis bientôt après au régime des fractures simples ; l'exfoliation de plusieurs portions d'os eut lieu sans accident, deux des plaies se cicatrisèrent vers le cinquantième jour, et vers le soixantième il fut évacué.

OBSERVATIONS

Sur différentes maladies guéries par le moxa.

PREMIERE OBSERVATION
FAITE A MADRID.

L'an 1795, me trouvant à la suite de l'ambassade française près la cour d'Espagne, comme officier de santé, je fus appelé en consultation à Madrid, pour Mme. *Castan* fabricante de bas de soie, à la rue d'Ortoleza, vis-à-vis les Agonisans ; de concert avec M. Games, premier médecin de *Camara* de S. M. Catholique, ainsi que M. Bernard, docteur en médecine de Montpellier et professeur de Botanique de la même ville. La susdite dame avait une hémiplexie du côté droit, qui lui rendait le bras inhabile, la privait de la parole, et lui laissait l'extrémité inférieure traînante. Cette maladie survint au moment d'une chute que de méchans catalans lui firent éprouver,

en la jetant d'un premier étage en bas , au
commencement de la dernière guerre que
nous avons eue avec les Espagnols. La malade reçut des secours à l'instant, par les
meilleurs professeurs en l'art de guérir de
Barcelonne , où elle se trouvait. Pendant
trois ans que suivit sa maladie , jusqu'à
l'époque où elle nous consulta, elle avait
fait des remèdes, d'après l'avis de plusieurs
médecins très-instruits de Madrid et autres
villes d'Espagne : une consultation fut même
faite à Montpellier , sans aucun succès.
Après avoir pris tous les renseignemens que
je crus nécessaires , je voulus voir la femme
toute nue, j'aperçus à la région lombaire ,
vis-à-vis la dernière des vertèbres lombaires,
et celle qui la précède , une légère déviation,
que je pris tout à coup pour un gonflement ,
mais qui , scrupuleusement examinée , fit
voir un léger déplacement de l'avant dernière vertèbre lombaire ; j'augurai dès-lors
qu'il y avait un peu de pression à la moëlle
épinière, et qu'il pouvait y avoir eu dans le
moment de la chute, une commotion qui
s'était fait sentir dans toutes les dépendances du cerveau, ou partiellement, et avait
déterminé la maladie. Me trouvant le plus
jeune des consultans, je fus obligé de parler le premier. Je proposai, pour combattre

cette maladie, premièrement, deux moxas, l'un sur la déviation citée, et l'autre sur la région des vertèbres cervicales, près l'occiput; mes confrères furent tous deux de mon avis, les moxas furent appliqués de suite. Le lendemain de leur application, la femme ressentit plus de force dans tout le côté malade, et un sentiment de fourmillement où se distribuent les nerfs, et surtout à la langue. La malade commença dès ce jour-là à prononcer quelques mots, et son état devint tous les jours meilleur. Chaque six ou huit jours, j'appliquais deux moxas tout le long de la colonne vertébrale, en mettant, sur la fin de la guérison, plus d'éloignement dans l'intervalle de l'application des moxas. La guérison fut complète au bout de deux mois, la femme parvint à manger la soupe avec la main du côté du bras qu'elle avait pendant auparavant comme une corde; l'extremité inférieure dont elle ne pouvait se servir pour marcher qu'avec une béquille, la supporta, et la fit marcher sans avoir besoin d'être soutenue par quelque chose ; la parole revint, mais on fut obligé de la faire épeler comme à un enfant à qui on commence d'apprendre à lire.

IIe OBSERVATION

FAITE A MADRID.

L A guérison qu'on ne croyait point pouvoir se réaliser dans la femme du fabricant de bas , dont nous venons de parler, même par quelques médecins de Madrid, fit du bruit dans cette capitale, et excita un employé à la douane , de me consulter de concert avec M. Sarraix, professeur public du collégeSt.-Charles de Madrid. Cet homme logeait rue neuve de *Los Peligros* , vis-à-vis celle de St.-Bernardo *en Gusta* : il était affecté d'une angine muqueuse (chronique) qui lui fit perdre la parole. Ce malade avait cinquante ans, et était employé à la douane, dans un appartement situé à un rez-de-chaussée qui était très humide. Après avoir pris des renseignemens avec l'épouse de ce malade , et par les écrits que nous communiqua le consultant, nous fûmes presque certains que le logement de la douane avait déterminé l'angine. On avait fait beaucoup de remèdes à ce malade , sans adoucir sa situation et même sans le moindre succès ,

Ayant reconnu , comme d'autres médecins, que le moxa agit comme tonique résolutif et évacuant, je le proposai , étant le premier à parler ; il fut adopté par mon confrère , ainsi que du malade ; mais celui-ci s'y décida à condition qu'il serait très-léger : nous l'appliquâmes de suite sur les vertèbres cervicales , comme le malade nous le recommanda , c'est-à-dire légérement. Néanmoins, le lendemain de l'opération il prononça quelques paroles , ce qu'il n'avait pas fait depuis long-tems : nous voulûmes répéter le moxa, le malade ne voulut pas y consentir , malgré l'amélioration de sa parole. Nous nous retirâmes, persuadés que ce malade aurait guéri s'il avait voulu encore l'application du moxa, comme il la demandait d'autres remèdes.

III.e OBSERVATION

D'une guérison produite par le moxa,

A MADRID.

LE nommé *Alonzo* Duran, logé rue *del Sordo* à Madrid, vis-à-vis l'hôpital des Italiens, me fit appeler pour le traiter d'une maladie, que nous nommons *Lumba*, ou Rhumatisme chronique, qui affectait la région lombaire. Ce rhumatisme alternait avec des fièvres intermittentes depuis environ deux ans et demi, gardant trois ou quatre mois l'une, et trois ou quatre mois l'autre affection. Lorsqu'il m'appela, il avait le *lombagou*. Je lui appliquai un moxa de la circonférence d'un écu de six livr. sur le centre de la douleur; le lendemain il me dit qu'il ne sentait plus de douleur ancienne, qu'il n'éprouvait seulement que celle de la brûlure, je laissai suppurer le moxa (qu'on ne laisse pas suppurer lorsqu'on ne veut qu'électriser. Lorsque la cicatrice commença, je fis prendre le tartre stibié, ou tartrite de potasse antimonié, comme vomitif, un jour, et le surlendemain je le lui fis prendre filé , pour quatre à six jours, le matin seulement, avec une tisanne de chicorée amère , aigre-moine et racine de patience. Lorsque la brûlure résultant du moxa fut cicatrisée, il ne sentit plus de douleur. Il avait bon appétit et regagna des forces à vue d'œil : trois mois après, il s'en fut dans la province des As-turies en bonne santé.

IVᵉ OBSERVATION

De guérison produite par le Moxa,

A TOULOUSE.

MADEMOISELLE Lafite, demeurant faubourg St.-Michel à Toulouse, et mariée avec M. Boye, marchand de bois près la porte du même nom que le faubourg déjà nommé, me consulta l'année dernière, lorsque je passai par cette ville en revenant d'Espagne, sur des douleurs rhumatismales qu'elle éprouvait depuis quatre ans, la plupart vagues, excepté une qu'elle avait permanente vis-à-vis l'extrémité sternale de la septième côte, qui la fesait beaucoup souffrir, et particulièrement lorsqu'elle montait l'escalier, ou marchait un peu vîte. Je lui appliquai le moxa ; elle n'eut plus le même soir la douleur, mais seulement celle de la brûlure ; elle n'a plus rien ressenti, trois mois après que je suis parti de Toulouse ; ce qu'on n'avait pu obtenir depuis quatre ans qu'on avait essayé un grand nombre d'autres remèdes, dirigés par de fameux médecins de cette grande ville.

OBSERVATION

Sur une folie occasionnée par la suppression subite du lait aux mamelles, détermi-née par une peur, laquelle folie fut guérie par la musique.

J E donnai mes soins avec succès pour un accouchement à Toulouse, à la nommée.......
âgée de 25 ans, native et habitante de la même ville, l'an 1795, à la fin de Novembre.
Deux mois après, ayant déjà sorti, lorsque tout allait très-bien, cette femme éprouva tout à coup une peur qui lui supprima le lait de ses mamelles, qui s'y trouvait tres-abondant. Dès l'instant que l'affluence du lait à la gorge fut arrêtée, la malade ressentit un grand froid aux épaules, un frisson général, un bandeau glacé autour du front. Le même soir, le sommeil fut interrompu par des rêves, accompa-gnés d'agitations, de sursauts, de palpitations de cœur. La plupart de ces symptômes furent permanens, et quelques autres allaient et ve-naient. Le lendemain, on s'aperçut que sa raison se troublait : à cette époque commen-

cèrent des ris sans motifs , auxquels succé-
daient des pleurs , le tout suivi d'une profonde
mélancolie. A cette nouvelle maladie on me
rappela pour la soigner. Je regardai cette
maladie comme très-difficile à guérir, ainsi
que le sont celles qui sont occasionnées par
le lait. Mon premier avis fut de rappeler le
lait aux mamelles par la succion , fût-ce par
le moyen de la bouche ou d'un instrument ,
et d'irriter en même tems par la moutarde ou
équivalent la gorge , pour le même but. A la
seconde visite je demandai si on avait commencé d'éxecuter mon conseil , on me dit que
non, et de plus , que la malade ne voulait pas
le faire absolument, on me pria très-vivement
d'évacuer le lait, croyant que je pouvais le
faire à volonté, comme qui ouvre le robinet
d'une fontaine , je leur répondis que je ferais
mon possible ; à cet effet j'ordonnai la saignée du pied à la malade , pour dégager la tête
et tâcher de déplacer la métastase du lait qui
paraissait porter au cerveau ou ses dépendances. Je lui prescrivis la tisanne de la décoction de racine de canne de Provence, racine
de bardane , feuilles de cerfeuil et de menthe,
des purgatifs, chaque deux ou trois jours, avec
les drastiques , mêlés avec les sels neutres.
La saignée ne fut point faite, les autres choses,
tant bien que mal. Observant que la maladie.

continuait avec plus de ténacité, et voyant leur inexactitude à faire les remèdes, je leur dis de consulter quelqu'un, puis je cessai d'y aller; on ne fit rien de 4 ou 6 jours. On revint au bout de ce tems me supplier de la secourir. Je me laissai entraîner. Malgré que la malade fût aliénée, elle me conservait beaucoup de confiance et de plus voulait toujours être avec moi. Me rappelant qu'en bonne santé, elle s'amusait infiniment au spectacle, je l'y conduisis plusieurs fois. Elle s'y trouvait assez tranquille; on donna un bal masqué dans l'entr'acte d'une pièce, par le moyen des acteurs de ce théâtre. Le rideau se lève; des lustres remplis de bougies éclatantes paraissent au même instant; l'affluence des masques est considérable; tout cela, accompagné d'une musique bruyante, fit un effet magique; ce coup de théâtre fut-très bien exécuté : tout cet ensemble affecta si singulièrement la malade et d'une manière si agreable, qu'elle me dit : O Dieu! je ne sais ce qui se passe en moi, le plaisir que je ressens m'enchante et m'a fait disparaître le bandeau glacé, mais j'ai un battement de cœur considérable, la respiration un peu gênée, jointe à une chaleur particulière : je lui répliquai en lui touchant le pouls : bah! bah! ce n'est rien; mais, voyez donc comme c'est plaisant; voyez le costume de celui-ci, la
figure

figure de celui-là ; enfin mon but était d'ex-
alter son plaisir par une espèce de magné-
tisme, effets connus depuis longtems, puisque
Cicéron dit dans son plaidoyer : Pleurez avec
ceux qui pleurent, si vous voulez exciter les
pleurs, si vous voulez aussi gagner leur confiance ou leur affection, et ainsi des autres
passions, si vous voulez les exciter, les faire
naître ou les augmenter. Sur la fin du bal, la
sueur se déclara si fort, qu'il semblait qu'elle
fût sortie d'un bain chaud ; le pouls développé
m'annonçait encore de la sueur, elle était d'une
odeur aigre. Pour l'entretenir je fis faire au
café attenant le théâtre, du thé avec des
feuilles de capillaire et un peu de coquelicot,
que je lui fis prendre tout le tems du restant
de la pièce. Je fis venir une chaise à porteurs ;
la comédie finie, je la fis envelopper très-
chaudement, et la fis placer dans la chaise,
afin de prévenir les mauvais effets de l'air
froid, et pour ne pas arrêter la transpiration
abondante qui continuait. Lorsqu'elle fut ren-
due chez elle on la mit dans un lit bien chaud,
elle prit un bon bouillon avec un peu d'excel-
lent vin. Le régime de la nuit fut du bouillon,
chaque quatre heures, avec du vin et la tisanne
citée par intervalles. Le lendemain, à ma première visite, la garde-malade me dit qu'elle
avait reposé plus que les nuits précédentes et

d'un sommeil tranquille ; la sueur continua environ 18 heures. On observait, à proportion qu'elle causait, une amélioration notable dans la raison ; les frissons irréguliers qu'elle avait disparurent ; ce bandeau glacé qu'elle avait autour du front ne revint plus, ni ces palpitations qui avaient disparu depuis la sueur. Cette crise de sueur ayant cessé, je lui permis des alimens solides : elle se leva après avoir changé de linge. Le soir, ne se trouvant pas affaiblie, quoiqu'elle eût beaucoup perdu par la sueur, et se disant au contraire plus forte, je la menai à la comédie. Je fus prier l'officier municipal de garde au spectacle, de vouloir faire répéter dans les entr'actes, la musique qui lui avait fait tant de plaisir et un si grand bien ; cet officier s'y prêta de la meilleure grace et fit exécuter la musique desirée, en m'assurant qu'on la répéterait autant de fois que je le trouverais convenable. La malade prit encore du plaisir et fut beaucoup plus gaie, plus tranquille, plus raisonnable qu'elle n'avait été depuis son nouvel accident. Après quelques nuits de répétitions de cette musique qui lui fesait un bien notable, je m'aperçus qu'elle n'éprouvait plus autant d'émotion ; alors je choisis de bons musiciens de la ville, qui disposèrent de la musique, suivant les tons qui avaient fait une impression si admirable à

cette malade , en la rendant de tems en tems
plus bruyante et par fois mélodieuse, et termi-
nant ces concerts par des airs graves, mais sans
être tristes. Ces concerts furent exécutés dans
des salons disposés de manière à favoriser
l'harmonie. Le plan par moi proposé, et dirigé
par un bon maître de musique, fit diminuer
tous les jours par degrés. Au bout de 12 jours
de ces concerts, les règles survinrent abon-
damment ; après qu'elles eurent passé, on vit
cette femme aussi tranquille qu'elle l'avait été
avant la maladie. Je lui conseillai de changer
d'appartement , de continuer la distraction par
des choses agréables, et de faire le plus tôt possible un autre enfant. Depuis 10 ans qu'elle
fut affectée de cette maladie ; elle n'a plus eu
d'accès , et continue de jouir du bon sens, à
Toulouse où elle habite.

OBSERVATION

Sur une fracture du Col de Fémur, guérie dans 60 jours, sans raccourcissement, chez une femme âgée de 68 ans.

MADAME Toyre Bordès habitante de Madrid, rue des Infantes, vis-à-vis la garde des Invalides, ancienne Camariste de S. M. catholique, se fractura le col du fémur gauche, en tombant d'abord sur le genou du même côté, et retombant ensuite sur le grand troquanter voisin, le 1er Janvier 1801. Je fus appelé le lendemain : ayant reconnu la fracture, je demandai des confrères pour m'aider à la réduire, j'appliquai le bandage convenable pour la maintenir réduite, ce qui s'effectua de suite que l'appareil fut prêt. Je mis en usage le bandage imaginé par feu M. Desaul, pour tenir dans une extension permannte l'extrémité inférieure. Je fis placer la malade dans un lit ordinaire pour les fractures ; je fixai, autant que possible, le bassin. M. Ribes, professeur public du Collége St.-Charles de Madrid, fit l'extension de l'extrémité inférieure. Je fis la co-ablation , ou réduction de la fracture ; cela terminé, j'appliquai le bandage mentionné , de concert avec M. Gineste , professeur public du susdit collége; j'arrosai le bandage avec l'eau vegetale-minérale aiguisée de sel ammoniacet l'eau-de-vie camphrée, pour mieux l'appliquer, et afin de résoudre un léger gonflement qu'il y avait aux environs de la fracture. La malade fut mise à la diète, les premières 24 heures ; néanmoins je lui permis, à cause de son âge , du bon vin chaque 3 ou 4 heures qu'elle prenait le bouillon , le tout de la meilleure qualité. Le deuxième jour, je permis de plus une soupe le matin et une autre le soir , et son chocolat à ses heures accoutumées. Le 3eme jour, tout allant bien et sans douleur, je lui permis la volaille rôtie, matin et soir, jointe aux choses citées; puis, par gradation et sous peu de jours elle fut mise à son régime ordinaire , toutefois en choisissant scrupuleusement les alimens qui produisent le meilleur suc , pour que la chilification donnât vîte et des sucs régénérans en quantité suffisante pour former, le plus vîte possible , un bon calus. Avec ces soins le calus fut parfait au bout de 60 jours et sans raccourcissement , époque où les auteurs ont désigné être seulement formé celui des personnes les plus robustes. C'est alors que j'enlevai le bandage , sans permettre à la malade de se lever. Je lui fis faire dans son lit, pendant 12 ou 14 jours et plusieurs fois par jour, des mouvemens en tout sens, pour donner un peu plus de force à l'action musculaire et à la circulation. Puis je lui permis de se lever. Il n'y eut point de claudication. Cette personne vivait l'an 1805, en septembre lorsque je me suis éloigné de Madrid.

DESCRIPTION

D'un lit que je fis faire dans cette occasion (m'étant apperçu de la négligence de la part de la garde) pour prévenir que la fracture ne fût pas dérangée.

Je fis faire un cadre de lit en bois, dans le milieu de son fonds je fis pratiquer un trou rond, grand comme la forme d'un chapeau, pour pouvoir placer au-dessous un bassin destiné à recevoir les excrémens, et prévenir par là tout mouvement contraire à la bonne consolidation de la fracture. On pouvait fermer ce trou à volonté, par une planche en coulisse située au-dessous. Je fis faire aussi deux matelas percés vis-à-vis la planche, et faits avec de la laine bien cardée et distribuée partout également, excepté aux environs du trou, où elle était plus serrée; le tout bien piqué. Cette précaution était pour prévenir le déplacement de la laine et la déformation du lit. Un petit matelas en manière de bouchon, soutenu par la susdite planche à coulisse, fut fait comme les matelas, et bouchait le trou de chacun d'eux ; les environs des trous étaient garnis de taffetas gommé, pour que les urines versées par inadvertance, ne donnassent ni mauvaise odeur, ni cuisson aux fesses ; on fit aussi un demi-tuyau de fer-blanc qui recevait les urines du canal de l'urètre et les transportait au loin. Le drap du lit était ouvert et fixé aux environs du trou des matelas ; sur les bords latéraux de ces draps on mit deux baguettes ou petits bâtons sur lesquels on les roulait, puis on les fixait fermement aux coins du lit, afin d'empêcher les godets qui incommodent les malades ; et pour prévenir les excoriations, on mit pardessus les draps, et vis-à-vis l'endroit ou touchait le corps, de l'admidon avec tant soit peu de céruse, comme font les nourrices lorsqu'elles changent leur nourriçon.

La construction de ce lit ainsi faite et soignée, prévint sa déformation qui nuit toujours au malade. Dans ce cas les godets ne pouvant se former, la poudre citée répandue de la manière ci-dessus décrite, firent que la malade conserva sa peau dans son intégrité, malgré 72 jours d'inaction presque toujours dans la même place.

OBSERVATIONS

Sur l'application des frictions mercurielles.

PREMIÈRE OBSERVATION.

Un enfant âgé de cinq ans, fils d'un horloger, logé à l'entrée de la rue Alcala, vis-à-vis la fontaine de la *Puerta, del Sol*, à Madrid, fut mordu par un chien enragé l'an 1797, ainsi qu'un autre enfant de 14 ans, d'un autre locataire de la même maison. Celui-ci fut transporté à l'hôpital général, pour y subir le traitement contre la rage qui commençait à se déclarer, il y mourut enragé. L'horloger me consulta pour son fils, qui commençait aussi à avoir quelques signes de rage, tels qu'un air de férocité, un esprit taciturne, et une grande envie de mordre. Deux de ses sœurs, plus grandes que lui, eurent beaucoup de peine à échapper à ses envies de mordre. Je conseillai aussitôt au père de faire prendre à son enfant des frictions mercurielles avec l'onguent napolitain, à la dose accoutumée pour son âge, en lais-

sant un jour d'intervalle pour les trois premières, pour les trois suivantes deux jours,
pour les six suivantes trois jours, pendant
chaque intervalle, un bain d'eau tiède : vers
la sixième friction l'on vit cet enfant repren-
dre sa gaîté par gradation et l'envie de mordre devint moindre; à la neuvième, tout avait
disparu : on en donna trois de plus, et l'enfant fut bien portant; il a continué depuis
cette époque de jouir d'une bonne santé.

IIe OBSERVATION.

L'année 1791, je fus consulté à Toulouse,
par une personne qui avait son fils âgé de
18 à 20 ans, d'une taille moyenne, d'une
couleur brune, assez vigoureux, dont les facultés intellectuelles étaient extrêmement
bornées, au point que le père n'avait pu
réussir par divers moyens, à lui faire rien
apprendre. Il était comme un automate. Je
vous en prie, me dit le père, voyez de lui
faire quelque chose, car, me trouvant pauvre, j'en suis embarrassé; on ne l'a pas
voulu dans les volontaires nationaux. Je lui
observai qu'à certains individus, les forces
intellectuelles se développaient plus tardqu'à
d'autres, ce développement survenait d'une
maladie développée ou quelquefois excitée
en nous; me rappelant de ce docteur cé-

lèbre de Sorbonne, cité dans les Mémoires de
l'Académie des Sciences, où il est dit que ce
docteur était né avec très-peu de moyens in-
tellectuels ; qu'un jour, passant devant la
Sorbonne, il lui tomba une tuile sur la tête;
que du résultat il eut une plaie, dont il fut
trépané, qui lui transforma sa sensibilité, ou
sa manière d'être ; que ses facultés intellectuelles ayant jusqu'alors été étouffées , se
développèrent, et qu'il devint apte à tout ce
qui est propre à faire acquérir des connais-
sances et du brillant dans les discours, ce
qu'il acquit par la suite. Me rappelant, de
plus, des idées de Boherrawe, lorsqu'il parle
des vertus du mercure bien administré sur
l'espèce humaine , et qu'il dit que s'il y a
quelque remède dans le globe, capable de
remonter la machine humaine, c'est le mercure : m'étant aussi convaincu combien son
usage excite le cerveau et ses dépendances ,
plus particulièrement que les autres sys-
tèmes, je voulus faire un essai ; j'administrai
à ce jeune homme, plusieurs frictions mercurielles, jusqu'à ce que je crus avoir excité
l'irritation du cerveau. Après quelques jours
de repos, je lui fis faire beaucoup d'exercice
à pied et à cheval, de diverses manières :
voyant qu'il devenait plus actif, que ses
facultés intellectuelles commençaient un peu

à se développer, je répétai ces frictions, d'un tiers en sus de celles qu'il avait reçues; celles-ci firent connaître notablement du changement en mieux : même exercice pour quelques jours; puis encore , un quart du nombre du total des frictions qu'il avait prises. Ce jeune homme ayant prouvé avoir beaucoup plus d'intelligence qu'auparavant, on lui donna des maîtres; il fit infiniment de progrès , et de telle manière qu'il embrassa l'état ecclésiastique dans les premiers tems de la révolution.

Nota. Je donne mes soins dans ce moment à Paris , à un jeune homme qui, parvenu à l'age de 22 ans , a éprouvé une amélioration remarquable dans ses facultés intellectuelles, par un traitement mercuriel qu'il a fait pour combattre un vice siphylitique.

DESCRIPTION

d'un Tourniquet que je nomme TOURNIQUET AXILLAIRE.

LE tourniquet propre à comprimer l'artère axillaire à son origine, peut s'appliquer partout où celui de M. Petit est utile. Mais celui que je vais faire connaître, diffère avec ce dernier, par sa figure, sa grandeur, et par le moyen dont il se fixe ; moyen qui est plus solide, et qui ne permet que très-difficilement son déplacement. Il est composé de deux plaques de métal, l'une supérieure et l'autre inférieure, de figure ovalaire, de la grandeur de la face palmaire de l'extrémité du pouce ; de deux petits cylindres de fer ou autre métal de la grosseur d'une petite plume à écrire, et de la longueur de trois ou quatre travers de doigt, fixés à la plaque inférieure vers ses extrémités. Entre ces deux cylindres et au milieu de la plaque, est placée une vis qui n'est que reçue ou rivée de maniere à ce qu'elle puisse tourner. Cette vis, avant d'être rivée ou reçue à la plaque inférieure, entre dans une virole qui est fixée à la plaque supérieure, et qui sert à la faire monter ou descendre. Les deux cylindres sont reçus par la plaque supérieure, par deux trous sur les côtés, vis-à-vis de l'endroit où ils sont fixés à la plaque inférieure. La plaque qui porte la virole, se trouve nantie à sa partie supérieure de quatre petits anneaux , dont deux de chaque côté des cylindres. Ces anneaux servent à fixer des lacs qui sont attachés à quatre points diamétralement opposés et tiennent la vis ou le centre des plaques à l'endroit que l'on se propose de comprimer. Par là l'instrument devient immobile. Autour du bord de la plaque inférieure il y a, de distance en distance, des petits trous propres à laisser passer une aiguille pour y fixer un peu de peau remplie de charpie en dedans, et vers le centre de la plaque, pour former une pelotte. Je dus l'idée de cet instrument à l'occasion d'une grande difficulté que j'éprouvai pour faire transporter un grenadier qui avait une hémorragie considérable, déterminée par une blessure qui lui avait emporté une très-grande partie du bras gauche, sur la redoute où le général Dugomier fut tué , à Darmions dans la Catalogne espagnole. Ne pouvant faire sur le champ de bataille, l'opération de l'amputation à l'article (que je fis ensuite), à cause du feu continuel que l'ennemi fesait lorsqu'il voyait quatre ou six personnes réunies au-devant de la redoute, ne pouvant aussi faire la compression avec le doigt, en le transportant, à cause des inégalités du chemin et vu son peu de largeur, je lui fis une espèce de garrot en passant une bande entre les cuisses, en en ramenant un chef à la partie antérieure de la poitrine et l'autre à la partie postérieure, les fixant ensemble, puis mettant une pelotte derrière la clavicule et vis-à-vis l'artère axillaire : cette pelotte recouverte par compresses graduées sur le tout, je tournai avec le garrot qui comprimait passablement pour prévenir la perte du malade. J'avoue que si l'endroit où nous voulions le transporter pour faire l'opération à l'article, eût été loin, le malade aurait péri d'hémorragie.

J'eus à soigner ensuite un dragon qui avait reçu un coup de pointe de sabre qui lui avait lésé une des quatre artères torachiques, qui produisit en différentes reprises, une perte de sang assez considérable pour m'alarmer sur le compte du malade : cela joint à la difficulté ou l'impossibilité d'en faire la ligature ni la compression, me mit dans l'embarras. C'est alors que je fis exécuter l'instrument

que je propose pour comprimer l'artère.
Me rappelant des principes physiologiques des
hommes de la plus haute considération sur
la sympathie des artères, qui disent avoir ob-
servé que lorsque le tronc principal d'une
artère se trouve comprimé, l'action est très-
diminuée dans ses ramifications, alors je dis :
en comprimant l'axillaire, je diminuerai l'action de celles qui en émanent ; diminuant
de plus la quantité de sang qui passe, je faci-
literai le caillot, et par ce moyen, la cessa-
tion de l'hémorragie. Après l'adoption de cet
instrument, j'obtins sous peu la guérison que
je n'avais pu obtenir depuis plusieurs jours.

Lorsqu'on veut appliquer mon tourniquet
pour comprimer l'une des artères des extrémités, on y ajoute un lacs circulaire qui fait
le tour du membre et qui embrasse la vis et la
plaque supérieure : les quatre cordons fixés
aux anneaux, s'attachent à une compresse
très-forte qui entoure le membre.

Pour comprimer l'artère axillaire, il faut
appliquer le tourniquet sur l'origine de cette
artère à côté des muscles scalènes, derrière la
clavicule ; et les liens de la plaque supérieure
se fixent à un T double, qui se trouve placé
comme un bandage inguinal.

FIN.

ERRATA.

Page.	Ligne	Au lieu de	Lisez
1	17	SYDEHAM	SYDENHAM.

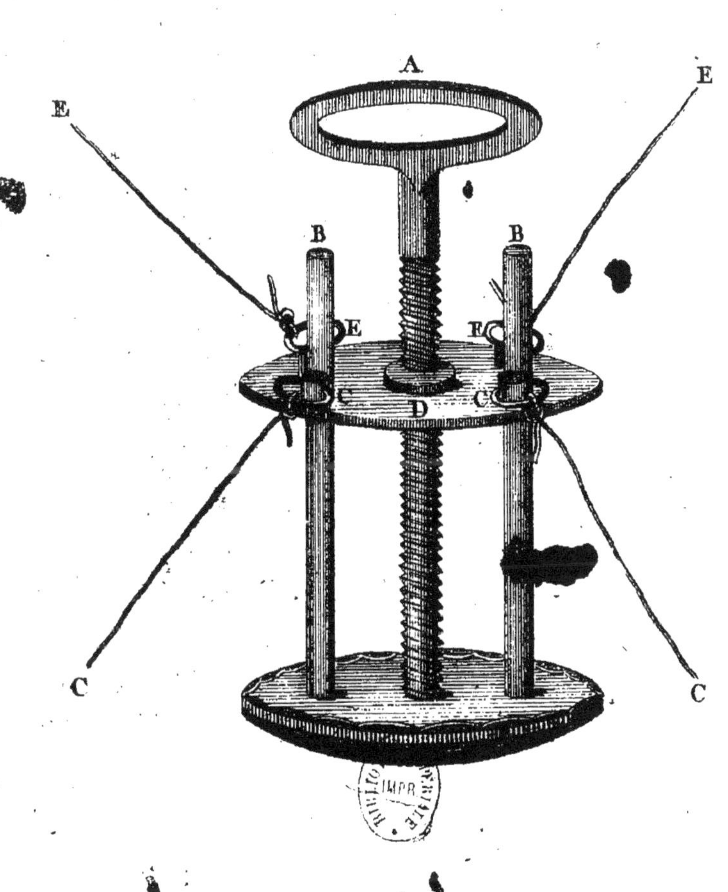

A
E
E
B
B
E
F
C
D
C
C
C

www.ingramcontent.com/pod-product-compliance
Ingram Content Group UK Ltd.
Pitfield, Milton Keynes, MK11 3LW, UK
UKHW021131140726
13695UKWH00004B/1835